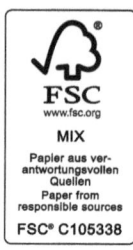

Bibliografische Information der Deutschen Nationalbibliothek: Die Deutsche Nationalbibliothek verzeichnet diese Publikation in der Deutschen Nationalbibliografie; detaillierte bibliografische Daten sind im Internet über dnb.dnb.de abrufbar.

„Aromatherapie
Duft für die Seele"
1. Auflage November 2019
© W.J. Marko, Altlichtenwarth Österreich
www.wbe-edition.blogspot.com
Alle Rechte vorbehalten
Herstellung und Verlag:
BoD – Books on Demand, Norderstedt
**ISBN:** 9783750420809

# 1. Inhalt

# 2. Das Aroma der Natur als Heilmittel

Aromatherapie nutzt die ätherischen Öle der Pflanzen und anderer aromatischer Präparate, um den Geist zu beruhigen und gewisse Krankheiten zu heilen. Sie können dies zuhause tun mit der Hilfe von ätherischen Ölen, Parfum und Kosmetik. Ist es ein Teil der Pharmakologie, nennt man es klinische Aromatherapie.

Aromakologie studiert die Wirkung verschiedener Aromen auf menschliches Verhalten. Es wird angenommen, dass gewisse Aromen eine beruhigende Wirkung auf unseren Geist und Körper haben. Aromatherapie beinhaltet nicht nur die Nutzung von ätherischen Ölen, sondern auch Absolutes, Hydrosol, Infusion, Pflanzenstoffe und Trägeröle.

Die Absolutes sind Öle, die durch oberflächliche Flüssigkeitsentnahme, wie bei der Rose Absolute, extrahiert werden. Hydrosole wie Rosenwasser sind wässerige Nebenprodukte nach der Destillation. Infusions sind wässerigen Lösungen der Pflanzen. Phytoncides sind natürliche, leicht flüchtige organische Präparate, die den Pflanzen entnommen werden. Süßes Mandelöl ist ein Beispiel für ein Trägeröl.

Aromatherapie kann mittels Inhalieren durchgeführt werden. Die ätherischen Öle können durch Bäder, Massagen und Kompressen von der Haut aufgenommen werden. Durch orales Spülen und Gurgeln werden sie durch die Schleimhäute aufgenommen. Orale Aufnahme ist also eine weitere Form der Aromatherapie.

Aromatherapie hat verschiedene therapeutische Effekte wie antiseptische, narkotische und psychologische Effekte. Aromatherapie zeigt Wirkung auf das zentrale Nervensystem und den Metabolismus. Für die Aromatherapie zuhause können Sie Neroli, Eukalyptus, Lavendel, Rosmarin, Muskatnuss und Pfefferminz als Basisöle nehmen und ein paar Tropfen Basilikum zur Mixtur geben. Zum Baden können Sie Lavendel- und Rosenöl ins Wasser geben.

Aromatherapie kann Depression, Schlaflosigkeit, Akne, Gelenkschmerzen, Stress, Husten und andere Krankheiten heilen.

Bei den Hautproblemen haben Akne und trockene Haut die besten Heilungserfolge.

Aromatherapie hilft, die Haut zu verbessern und strahlender zu machen. Sie gibt ihr eine Pediküre und Maniküre und beugt Falten vor.

Öle, die gewöhnlich für Aromatherapie benutzt werden, sind süßes Mandelöl, Avocado, Kakaobutter, Traubenkernöl, Jojobaöl, Olivenöl, Erdnussöl, Rosenblüten, Sesamöl, Sonnenblumenöl und weitere. Benutzen Sie keinen Ajowan-Kümmel, Mandeln, Arnika, Kalmus, Knoblauch, Steinklee, Zwiebel, Senf, Wurmkraut und Wermut ohne angemessene Anleitung von einem Aromatherapeuten.

## 3. Das richtige Öl zur Aromatherapie

Haben Sie sich immer schon gefragt, wie Ihr Leben sein würde, wenn Sie nicht riechen könnten. Sicher, es scheint nicht so schwerwiegend zu sein wie zu versuchen, ein Zimmer mit verbundenen Augen zu durchqueren oder tägliche Dinge zu tun, ohne Ihre Daumen zu gebrauchen, aber es wäre doch ein großer Verlust. Zum einen würde sich auch Ihr Geschmackssinn verabschieden; und zum anderen ist Ihr Gehirn darauf eingerichtet, Signale vom Geruchszentrum zu interpretieren, was Ihnen sagt, welche Freuden oder Gefahren in Ihrer Umgebung lauern.

Man könnte in der Tat sagen, dass Vieles, was Sie von der Welt wissen und wie Sie darauf reagieren, von Ihrem guten Geruchssinn abhängt. Bei der Geburt ist der Geruchssinn als einziger vollständig entwickelt und spielt eine wichtige Rolle in der Fähigkeit des Säuglings, seine Mutter zu erkennen und eine Verbindung zu ihr herzustellen.

Sogar die „Chemie" zwischen zwei Erwachsenen wird vom Geruch beeinflusst. Wissenschaftler haben als ursächlich dafür Substanzen namens Pheromone im menschlichen Geruchssinns-Zentrum ausgemacht, die als chemische Nachrichtensender ans Gehirn agieren, um unter anderem sexuelle Anziehungskraft zu einem potenziellen Partner zu stimulieren.

Mit mindestens 5 Millionen Nerven entlang der Wege im Nasenbein scheint die Nase gut ausgerüstet zu sein, um Gerüche zu erkennen. Es ist zudem ziemlich sicher, dass gewisse Gerüche eine direkte Wirkung darauf haben, wie wir denken und fühlen. Der Duft von frischgebackenem Brot oder blumiges oder würziges Aroma können eine romantische Stimmung hervorbringen.

Dieser Eindruck wird so sehr anerkannt, dass viele europäische und asiatische Firmen in „indirektes Parfümieren" investieren, um die Produktivität am Arbeitsplatz zu steigern, sowie um die Genesung im Krankenhaus zu fördern.

Wenn Sie zum ersten Mal ätherische Öle kaufen, wählen Sie am besten zunächst die mehr bekannten Öle wie Rosmarin, Pfefferminz und Ingwer. Wählen Sie einfach Düfte aus, die entspannen und beruhigen oder Energie geben.

Wenn Sie ein Aroma benutzen, das Sie persönlich als angenehm empfinden, ist manchmal besser als ätherische Öle, die speziell für einen bestimmten Zweck hergestellt wurden.

Empfehlenswert sind zusätzlich bekannte Öle in Bergamotte, Rose, Kamille, Weihrauch, Geranie, Lilie, Neroli und Sandelholz, vorwiegend weil sie die Haut nicht reizen und viele Leute sie als angenehm empfinden.

Die Wahl der richtigen Öle ist jedoch keine Entscheidung fürs ganze Leben. Sie ist mehr eine Reise, die Sie auch viele Dinge über sich selbst erfahren lässt. Folgen Sie einfach Ihrer Nase.

# 4. Ätherische Öle für die Aromatherapie

Die Nutzung von ätherischen Ölen, die von reinen Pflanzenessenzen stammen, ist nichts Neues. Obwohl die Bezeichnung Aromatherapie erst in den 1920ern (von Gattefosse, 1928) geprägt wurde, kannte man ätherische Öle seit prähistorischen Zeiten. Angefangen von den Chinesen zu den Ägyptern, Griechen, Römern, Persern und indischen Zivilisationen, alle haben zur Wissenschaft der ätherischen Öle und zur Aromatherapie insgesamt beigetragen.

Forschungen in diesem Feld finden weiterhin statt und es gibt auch neue Entwicklungen. Aromatherapie und ätherische Öle sind nicht länger auf Kosmetik oder aromatische Verwendung begrenzt. Viele der ätherischen haben auch bewiesene medizinische und therapeutische Vorzüge. Nehmen wir z. B. Lavendelöl. Dem französischen Chemiker Gattefosse wären die Eigenschaften von Lavendelöl zur sofortigen Erleichterung von Verbrennungen ohne Narben nicht bewusst gewesen, hätte er sich nicht die Hand verbrannt und in ein Glas voll Lavendel Essenzen gesteckt. So gibt es auch eine große Anzahl ätherischer Öle mit medizinischen Eigenschaften.

Die Tulsipflanze oder indisches Basilikum, erkennbar durch sein starkes Aroma und den Geschmack, wird Lebenselixier genannt, da es angeblich Langlebigkeit bringt. Die Pflanzenextrakte werden benutzt um Kopfschmerzen, Entzündungen, Herzkrankheiten und Malaria zu heilen. Die ätherischen Öle der Karpoora Tulsi werden zur Herstellung von pflanzlichen Toilettenartikeln verwendet.

Ätherische Öle werden von fast jedem Pflanzenteil gewonnen. Blätter, Stiele, Blüten, Wurzeln usw. werden durch Dampf oder Wasser destilliert und werden so zu ätherischen Ölen. Folglich enthalten diese Öle die wahre Essenz der Pflanze. Ein paar Tropfen ätherisches Öl in seiner reinsten Form kann dasselbe Ergebnis bringen, wie große Mengen der Pflanze es tun würden. Aus diesem Grund sind ätherische Öle in konzentrierter Form erhältlich. Obwohl Öle genannt, hinterlassen sie in der Aromatherapie kein öliges Gefühl. Außer einiger weniger Öle wie Patchouli, Orange und Zitronengras sind die meisten Öle klar und durchsichtig.

Ätherische Öle in der Aromatherapie müssen von Parfüm oder Duftölen unterschieden werden. Während ätherische Öle reine Pflanzenessenzen enthalten, bestehen Duftöle teilweise oder ganz aus künstlich hergestellten Substanzen. Duftöle können wegen der künstlichen Substanzen Allergien oder andere Hautreaktionen hervorrufen; aber die Nutzung von ätherischen Ölen erzeugt keine allergischen Reaktionen.

Ätherische Öle können entweder durch Inhalieren angewendet werden oder durch Auftragen in verdünnter Form auf die Haut. Werden ätherische Öle inhaliert geraten sie direkt in die Blutbahn und in die Lunge und wirken sich damit sofort auf die Beschwerden aus.

Ätherische Öle auf dem Körper zu verwenden, ist gut für dessen Aufnahme. Da die Öle in konzentrierter Form erhältlich sind, müssen sie mit einem Trägeröl verdünnt werden. Süßes Mandelöl, Aprikosenkernöl, Traubenkernöl, usw., werden mit dem ätherischen Öl vermischt und diese Mischung wird auf den Körper oder der betroffenen Stelle aufgetragen.

Beim Kauf von ätherischen Ölen muss man sehr vorsichtig sein. Obwohl einfach erhältlich, kennen Käufer oft nicht den Unterschied zwischen ätherischen Ölen von guter und schlechter Qualität. Die folgende Liste kann hilfreich sein für diejenigen von Ihnen, die ätherische Öle für Aromatherapie erstehen wollen:

• Bevorzugen Sie einen Händler, der Ihnen erlaubt, die ätherischen Öle zu testen.

- Sind auf der Flasche Begriffe wie Duftöl, Natur-identische Öle, das sind keine ätherischen Öle.
- Kaufen Sie nie ein ätherisches Öl, wo die Flasche alt aussieht; sie könnte verfälscht sein oder einfach nicht mehr die medizinischen Vorzüge liefern.
- Eine klare Glasflasche erlaubt Lichteinfall und verringert daher die therapeutischen Aroma-Vorzüge. Vermeiden Sie ätherische Öle in Glasflaschen.
- Auch ätherische Öle in Plastikflaschen sollten vermieden werden, da sie Plastik auflösen und dadurch nicht länger nutzbar sind.

# 5. Ätherische Öle

Ätherische Öle werden von der Destillation der Pflanzenteile wie Blätter, Wurzeln, Blüten, Stiele und Rinde erlangt. Sie enthalten die Essenz der Pflanzen, von denen sie ursprünglich sind, in hoher Konzentration. Obwohl als Öl bezeichnet, haben ätherische Öle normalerweise keine der echten Öl-Eigenschaften. Manche ätherischen Öle sind gelb wie Zitronengras und Orange, und manche sind klar.

Die Öle werden auf verschiedene Art benutzt: Inhalation, als Zugabe ins Badewasser und zum Auftragen des verdünnten Öls auf den Körper.

In der Aromatherapie werden nur naturbelassene Öle verwendet. Nur die reinsten ätherischen Öle sind therapeutisch wertvoll.

Es folgt eine Liste der üblichsten ätherischen Öle, die in der Aromatherapie benutzt werden. Einige davon werden als Trägeröle verwendet (auch bekannt als Pflanzenöl oder Basisöl):

- Mandelöl, süß
- Aprikosenkernöl
- Avocadoöl
- Borretschöl
- Kakaobutter
- Nachtkerzenöl
- Traubenkernöl
- Haselnussöl
- Jojobaöl
- Kukuinussöl
- Macademia-Nuss
- Olivenöl
- Erdnussöl
- Pekannussöl
- Hagebutte
- Sesamöl
- Sheabutter
- Sonnenblumenöl

Untenstehend sind ätherische Öle aufgelistet, die besser nicht in der Aromatherapie verwendet werden, besonders nicht ohne Anleitung eines professionellen Aromatherapeuten.

- Ajowan
- Mandelöl, bitter
- Arnika
- Birke, süß
- Boldoblätter
- Spanischer Ginster
- Kalmus
- Kampfer
- Knoblauch
- Meerrettich
- Jaborandi
- Echter Steinklee
- Beifuß

- Senf
- Zwiebel
- Poleiminze
- Raute
- Sassafras
- Thuja
- Wintergrün
- Wurmkraut
- Wermut

Aromatherapie wird von Aromatherapeuten u. a. in folgendem Arbeitsumfeld angewendet:

- Privatpraxis
- Mobile Praxis
- Natürliche Klinik
- Schönheitsklinik
- Fitnesscenter
- Krankenhäuser
- Hospize und
- Pflegeheime

Trotz mangelnder offizieller Forschung verschreiben Therapeuten und europäische Mediziner oft spezielle aromatische Öle für eine Reihe von Beschwerden einschließlich Erkältung und Grippe, Schlaflosigkeit, Sinusitis, Migräne, Verdauungsprobleme und Muskelschmerzen. Man muss jedoch verstehen, dass aromatische Öle niemals oral eingenommen werden dürfen und erst getestet werden sollten, um die Hautempfindlichkeit bei einigen Ölen festzustellen.

# 6. Aromatherapie als entspannende Behandlung

Aromatherapie wird seit Jahrhunderten angewandt. Es ist als therapeutische, natürliche Anwendung bekannt, die gewöhnlich ausgeführt wird um zu energetisieren, entspannen sowie Schönheit, Gesundheit und den Sinn für Leichtigkeit zu fördern. Sie wird sehr als energetisierende und entspannende Behandlung geschätzt, da sie im allgemeinen Körper, Geist und Seele der Menschen, die sie anwenden, vereinen oder ausbalancieren und Ruhe sowohl als auch Aktivität auslösen. Aromatherapie als energetisierende und entspannende Behandlung ist in erster Linie eine heilende Anwendung mit der Nutzung reiner ätherischer Öle auf verschiedene Arten einschließlich Bäder, Inhalieren und Massage. Ihre Bedeutung wird in zwei Wörtern ausgedrückt: Aroma, das heißt Duft, und Therapie, das heißt Behandlung. Aromatherapie als energetisierende und entspannende Behandlung hat sich über Jahrhunderte hinweg entwickelt und wird auf jedem Kontinent angewandt.

Zusätzlich arbeitet Aromatherapie, wie bereits erwähnt, in Harmonie mit Ihrem Körper. Tatsache ist, dass Ihr Körper nach einer Aromatherapie-Session stärker wird, da er komplexe, reine Nährstoffe von ätherischen Ölen erhalten hat. Es muss erwähnt werden, dass ätherische Öle nicht im Labor synthetisiert und seine Bestandteile entzogen werden, und dadurch beruhigend wirken.

Im wahren Geist der Aromatherapie werden gewisse Ideen bzgl. der Aufnahme von ätherischen Ölen absolut beibehalten. Allgemein bekannt ist, dass ätherische Öle normalerweise eine ziemlich einfache, kleine sowie fettlösliche molekulare Struktur besitzen, wodurch sie einfach in die Haut gelangen. Sind die verdünnten ätherischen Öle einmal direkt auf die Haut aufgetragen, werden sie komplett aufgesogen und dringen tief ins Gewebe, die interstitielle

Flüssigkeit und in den Blutstrom ein. Durch diesen Prozess ist die Aromatherapie als eine starke Gesundheits-Option hochgeachtet.

Dies wird auch dadurch unterstützt, da die Aromatherapie als energetisierende und entspannende Behandlung mit ätherischen Ölen arbeitet, die natürliche verjüngende Eigenschaften besitzen, welche die Eliminierung von Abfallprodukten inklusive abgestorbener Zellen, unterstützen.

Außerdem wird in der Aromatherapie mit ätherischen Ölen gearbeitet, die die Regeneration neuer und gesunder Zellen fördert. Unter Berücksichtigung dieser Fakten wird Aromatherapie üblicherweise auch bei der Massage angewandt, da ätherische Öle von spezifischen Organen und Körpersystemen getragen werden, wo sie die natürlichen Funktionen der Körperorgane verbessern.

# 7. Aromatherapie für Anfänger: 10 Tipps

Ich erinnere mich noch, als ich die Aromatherapie vor einigen Jahren entdeckte. Die ätherischen Öle faszinierten mich, und aufgeregt wollte ich sie ausprobieren. Jetzt erkenne ich, ich hätte ein bisschen mehr recherchieren sollen, bevor ich mich in die Aromatherapie stürzte. Ich gebe Ihnen den Rat, den ich als Neuling gerne gehabt hätte:

## KAUFEN SIE EIN ODER ZWEI BÜCHER ZUR AROMATHERAPIE.

Kaufen Sie nur ein oder zwei Bücher, um Ihre Aromatherapie Bibliothek zu starten. Wählen Sie Bücher mit allgemeinen Grund-Informationen, damit Sie die Gebiete finden, die Sie am meisten interessieren.

## TRETEN SIE AROMATHERAPIE-DISKUSSIONS-FOREN BEI.

Foren sind eine super Quelle für Aromatherapie-Neulinge. Lesen Sie alte Diskussionen, stellen Sie Fragen und lernen Sie von anderen.

## RECHERCHIEREN SIE IM INTERNET.

Während es schön ist, ein Aromatherapie-Buch griffbereit zu haben, gibt es auch im Internet exzellente Quellen. Seien Sie jedoch ein kritischer Leser und beachten Sie die genaue Quelle. Information von einem Hersteller oder Partnerverkäufer mag nicht so vertrauenswürdig sein wie die einer mehr objektiven Quelle.

## WÄHLEN SIE ALS START FÜNF ODER ZEHN ÄTHERISCHE ÖLE.

Obwohl Sie versucht sein mögen, mehr zu kaufen, beginnen Sie mit nur fünf oder zehn verschiedenen ätherischen Ölen. Sie können sehr teuer sein; vielleicht wollen Sie also erst mit einigen experimentieren und dann in mehr investieren, wenn Sie Aromatherapie weiter kennenlernen wollen.

## GEHEN SIE SICHER, DASS SIE 100 % REINE, UNVERFÄLSCHTE ÄTHERISCHE ÖLE KAUFEN.

Wenn Sie ätherische Öle kaufen, wählen Sie einen bekannten Hersteller mit einem guten Ruf. Synthetische, Duft- und Parfümöle sind keine ätherischen Öle; sie beinhalten künstlich erzeugte Chemikalien und haben keinen aromatherapeutischen Wert.

## KAUFEN SIE WENIGSTENS 1 TRÄGERÖL.

Für fast jede thematische Aromatherapie-Anwendung werden Sie ätherische Öle mit einem Trägeröl verdünnen müssen. Gute Trägeröle für jeden Zweck sind süßes Mandelöl, Sonnenblumenöl und Traubenkernöl. Kaufen Sie Trägeröle kosmetischer Klasse und nehmen Sie nur ein paar Tropfen ätherisches Öl pro Unze Trägeröl.

## RICHTIGE AUFBEWAHRUNG DER ÖLE

Ätherische Öle sollten nur in dunklen Glasbehältern aufbewahrt werden. Da ätherische Öle leicht flüchtig sind, lassen Sie sie fest verschlossen. Ätherische Öle und Trägeröle sollten weg von Hitze und Licht gelagert werden. Trägeröle werden einmal ranzig, also ist es besser, sie in kleinen Mengen zu kaufen.

## LERNEN SIE, WIE MAN EINEN PATCH-TEST MACHT.

Ätherische Öle können wegen Allergien oder langsam auftretender Überempfindlichkeit nachteilige Reaktionen hervorrufen. Ein Patch-Test hilft festzustellen, ob Sie evtl. auf ein bestimmtes Öl reagieren. Lernen Sie, wie Sie einen Haut-Patch-Test bei sich selbst anwenden können, mit jedem neuen Öl, das Sie thematisch anwenden wollen.

## BENUTZEN SIE AROMATHERAPIE NICHT BEI KINDERN ODER TIEREN.

Solange Sie nicht mit ätherischen Ölen genaustens vertraut sind und die Sicherheitsbestimmungen nicht kennen, benutzen Sie sie nicht bei Kindern und Tieren, während der Schwangerschaft oder des Stillens. Besonders Katzen können sehr nachteilig auf ätherische Öle reagieren. Bewahren Sie sie unbedingt außerhalb der Reichweite von Kindern auf.

## NEHMEN SIE ÄTHERISCHE ÖLE NICHT EIN.

Obwohl Sie unterschiedliche Ansichten zur direkten Einnahme von ätherischen Ölen lesen werden, sollten Sie dies vermeiden. Manche der Öle, die bei thematischer Anwendung relativ sicher sind, können ziemlich giftig sein, nimmt man sie ein. Zusätzlich sind manche der

Öle nicht mit rezeptpflichtigen oder –freien Medikamenten verträglich.

Wenn Sie mit Aromatherapie experimentieren und darüber lernen, werden Sie vertrauter mit dem Gebrauch der ätherischen Öle. Es gibt so viel zu entdecken, also seien Sie sicher und haben Sie Spaß!

## 8. Aromatherapie mehr als nur heiße Luft?

Viele Leute finden Aromatherapie sehr hilfreich, wenn es um ihre allgemeinen Gefühle bzgl. psychologische und physische Wellness geht. Aromatherapie nutzt leicht flüchtige, natürliche Pflanzenöle bei Massage, Kerzen und anderen Leistungen und Produkten.

Aromatherapie arbeitet mit ätherischen Ölen. Der Dampf von diesen Ölen ist gut für viele Leute, wenn er durch die Lunge in den Blutstrom gelangt, und kommt dadurch dem Körper zugute. Das Aroma der inhalierten Öle stimuliert gewisse Rezeptoren im Gehirn, und das tut der Seele gut.

Die Vorteile alternativer Therapien wie die Aromatherapie sind schwer beweisbar oder widerlegbar, doch Millionen von Menschen geben wiederholt Millionen für diese Produkte aus, also müssen sie etwas bewirken.

Ätherische Öle unterscheiden sich von Parfüm und handelsüblichen Düften darin, dass ätherische Öle 100 % natürlich sind und keine künstlich hergestellten Chemikalien enthalten, die sich in so vielen Parfüms befinden. Viele Leute benutzen eine spezielle Duftlampe mit Teelicht zum Erhitzen der Öle, damit sie verdampfen.

Es ist wichtig, sich nur von einem erfahrenen und qualifizierten Aromatherapeuten beraten zu lassen, denn eine zu hohe Konzentration mancher Öle kann schädlich sein, besonders wenn es auf die Haut aufgetragen wird. Holen Sie auf jeden Fall Expertenrat ein, denn manche ätherischen Öle können Überempfindlichkeit oder allergische Reaktionen hervorrufen. Überempfindlichkeit bedeutet, es gibt keine kurze Reaktion bei der ersten Anwendung, doch nachfolgende Benutzung kann eine massive negative Reaktion verursachen. Penicillin hat diese Wirkung auf manche Leute, zuerst eine milde Reaktion, doch eine zweite Dosis kann fatal sein, wenn Sie allergisch auf Antibiotikum sind.

Bei der Aromatherapie-Massage werden ätherische Öle, gut verdünnt mit Trägerölen, auf die Haut gerieben. Die verdünnten ätherischen Öle gelangen durch die Haut in den Blutstrom. Die Verwendung von Trägerölen ist Voraussetzung für das sichere Auftragen von ätherischen Ölen auf die Haut ohne ernsthafte negative Reaktionen.
Ätherische Öle werden oft gemischt, um eine größere Wirkung zu erreichen, als man von der Menge einzelner Öle erwarten kann.

# 9. Anwendung eines Aromatherapie-Diffusors

Die Verbreitung eines einzigartigen und natürlichen Duftes in die Atmosphäre Ihres Hauses oder im Büro muss einfach die Sinne stimulieren. Gefüllt mit einer erfrischenden Mischung aus reinen und natürlichen ätherischen Ölen aus verschiedenen Teilen der Pflanzen, wie Blumen, Beeren, Blätter und Rinden, sind Aromatherapie Diffusoren in der Lage, eine optimale therapeutische Wirkung sowohl auf die Körper und Geist auszuüben.

Es gibt verschiedene Aromatherapie-Diffusoren, alle unterschiedlich in Handarbeit gefertigt, um diverse Düfte und therapeutische ätherische Öle in der Luft zu zerstäuben. Sobald man den angenehmen Duft und die therapeutische Wirkung durch die

Aromatherapie Zerstäuber einatmet, tritt sofort ein verjüngendes Gefühl auf. Im Vergleich zu den kommerziellen Lufterfrischern können Aromatherapie-Diffusoren als natürliche Lufterfrischer in den Räumen und Autos, die garantiert allergische Reaktionen bei einigen Personen verhindern, verwendet werden.

Daher sind die natürlichen pflanzlichen Öle nachgewiesene Alternativen zu den üblichen synthetischen Duftstoffen, die es auf dem Markt gibt. Sobald die Aroma-Moleküle in der Atmosphäre verteilt sind, gelangen sie in die Lunge und werden dann in den Blutkreislauf aufgenommen. Im Gegenzug werden sowohl Körper wie Seele beruhigt und unterstützt.

## 10.Was sind die Vorzüge der Aromatherapie mit ätherischen Ölen?

Die Aromatherapie mit ätherischen Ölen kann bei Personen eine erfrischende und gehobene Stimmung bewirken. Da die verschiedenen Öle unterschiedliche Aromen und Nutzen haben, fallen die Auswirkungen von deren Eigenschaften auf verschiedene Ebenen, abhängig davon, wie man selbst Wertschätzung sieht. Es gibt viele Arten der Zerstäubung. Normalerweise werden Öllampen für ätherische Öle benutzt. Dabei gibt man ein paar Tropfen des Öls in eine kleine Schale mit Wasser, die dann über dem Teelicht erhitzt wird. Manche Leute jedoch geben das Öl nur in eine Schüssel kochenden Wassers, um die Gefahr von Flammen zu verringern. Durch die Hitze verdampft das Aroma im Zimmer oder an anderen Orten.

Das kann so entspannend sein! Alle Arten von Aromatherapie Diffusoren funktionieren mit der beruhigenden Wirkung, die sie für die Benutzer hat. Jeder weiß, es ist eine Tatsache, dass die Aromatherapie Kerzen und natürliche Bäder und

Körperpflegeprodukte die müde Seele beruhigen und dabei helfen, sich zu entspannen. Daher gibt es eine breite Auswahl an Aromatherapie Diffusoren, wie z. B.:

- Diffusor mit Ventilator – ohne Hitze, der kleine Ventilator bläst Luft durch das Pölsterchen mit den ätherischen Ölen darin.
- Nebeldiffusor – sie pumpen Luft durch Glaskammern gefüllt mit ätherischen Ölen.
- Teelicht-Diffusor – ein paar Tropfen ätherischer Öle wird eine Schale mit Wasser gegeben.
- Lampen-Ring-Diffusor – dieser wird auf eine Glühbirne mit niedriger Volt zahl gesetzt und dann gibt man ätherische Öle hinzu.
- Diffusor fürs Auto – nach der Zugabe von ätherischen Ölen wird er in den Zigarettenanzünder des Fahrzeuges gesteckt.
- Diffusortöpfe – ohne Hitze, die Öle werden in einen glasierten Topf gegeben, damit das Aroma mehrere Tage erhalten bleibt.
- Diffusor für spezielle Zwecke – ohne Hitzenutzung, mit diesem Apparat kann man Aromainhalierer in die Nasenwege einführen.
- Diffusor für die Halskette – ebenfalls hitzefrei, es sind mundgeblasene Glaskeramikfläschchen mit Ketten aus Sterling Silber.

Aromatherapie-Diffusoren sind zudem besonders hilfreich, wenn sie rein und natürlich sind. Die Diffusoren sind gut für das Erfrischen der Luft im Zimmer und schaffen eine behagliche Atmosphäre, die entspannt, jedoch ohne künstliche Chemikalien. Schlafen sie besser, bleiben sie aufmerksam, fühlen Sie sich entspannt, haben Sie gute Laune und genießen sie eine romantische Atmosphäre mit dem nützlichen und therapeutischen Aromatherapie-Diffusor.

# 11.Aromatherapie und Männer

Wie wir alle wissen, Aromatherapie ist nichts Neues für uns. Es ist jedoch unwahrscheinlich, dass Sie die Worte Mann und

Aromatherapie im selben Satz finden werden. In der Tat, die meisten Männer, die Sie fragen was sie über Aromatherapie für Männer wissen, würden Sie nur entgeistert anstarren und nichts sagen. Die Wahrheit hierbei ist, dass viele der Eigenschaften der Aromatherapie für Männer in der heutigen Gesellschaft sehr von Vorteil sind.

Wir leben nicht mehr im Jagdzeitalter, und der Stress, dem Männer jetzt ausgesetzt sind, hat nichts zu tun mit den Stämmen von damals. Nicht, dass das Stresslevel niedriger ist als beim Jagen oder wenn man selbst gejagt wird. Ich denke, zusammengefasst kann gesagt werden, dass der Stress in unserer Zeit eine Gedankenschlacht ist. Wenn ich daran denke wie die Aromatherapie mein Leben verändert hat, kommen mir die drei wichtigsten Vorzüge in den Sinn, die sich ereignet haben. In diesem Artikel geht es um die Vorzüge der Aromatherapie für Männer in unserer heutigen, modernen Kultur.

Ich denke es ist passend, am Anfang zu beginnen und kurz zu beschreiben, was Aromatherapie eigentlich ist, falls es einige von euch Jungs nicht wissen. Ob ihr es glaubt oder nicht, die moderne Aromatherapie wurde tatsächlich in den 1920ern in Frankreich von einem Mann namens Rene Maurice Gattefosse erfunden. Herr Gattefosse war Chemiker und hat sich in seinem Labor wohl des Öfteren verbrannt und wurde daher aufgrund seiner eigenen Erfahrungen so etwas wie eine Autorität für Verbrennungen. Als Herr Gattefosse eines Tages seinen Arm in Brand setzte, löschte er aus Panik die Flammen mit Lavendelöl. Gattefosse spürte sofort, wie der Schmerz nachließ und die Erholungsphase in den folgenden Tagen war sehr kurz mit einer geringen Narbenbildung. Im Vergleich zu den vorherigen Verbrennungen konnte er nicht leugnen, dass er auf etwas gestoßen war. Nach diesem Vorfall widmete Gattefosse sein Leben dem Studium der Aromatherapie. Also Jungs, ihr seht, Aromatherapie für Männer ist nichts vor dem man(n) sich scheuen muss, es ist völlig normal.

Den größten Vorteil, den ich in meinem Leben bemerkt habe, ist die Fähigkeit, mit dem Stress des modernen Lebens umzugehen. Vor meinen Experimenten mit Basilikumöl war die Depression sehr stark. Es ist schwierig, die Eigenschaften dieses Öls zu beschreiben, ohne das Öl zu riechen. Es muss erwähnt werden, nie die exotische Variante des Basilikumöls zu benutzen, da diese möglicherweise zu Krebs führen kann. Doch Basilikum ist auch erstaunlich, da es mir am Ende eines Tages noch mal Aufschwung gibt. Ich habe mehr Zeit für meine Tochter und kann seltsamerweise den täglichen Stress vergessen. Ich kann mich besser konzentrieren, an die positiven Aspekte des Lebens denken und mich gut fühlen. Ich habe auch Zitronenöl benutzt, bevorzuge aber Basilikum; doch Sie sollten beide versuchen.

Wenn es um Aromatherapie für Männer geht, bedenken Sie, was sie im Fall einer Krankheit bewirken kann. Seien wir ehrlich, die meisten Männer werden zu Kindern wenn Sie erkältet sind. Ob Sie es glauben oder nicht, Aromatherapie kann Sie wieder zu dem Testosteron gestärkten Muskelprotzen machen, der Sie einmal glaubten zu sein. Lassen Sie mich Ihnen meinen kleinen Freund vorstellen ... Eukalyptusöl und Minze. Bei einer Erkältung oder Grippe befreit diese kleine Kombination die Nasenwege vollständig. Probieren Sie es aus, wenn Sie sich wieder einmal nicht wohl fühlen. Ein weiteres erstaunliches Aromaöl ist das Scharfgarbenöl, denn es kann die meisten Erkältungs- und Grippesymptome beseitigen. Offensichtlich ist dies wieder die Behandlung der Symptome und nicht der Ursache, doch es sollte auch da genügen, so positiv zu sein, um sich mental zu wehren.

Aromatherapie für Männer ist auch wichtig, wenn es um Hautverbrennungen geht. Geben wir es doch zu, Männer neigen dazu, Hautverbrennungen zu bekommen. Eine böse Verbrennung am Bein kann das Wochenende ganz schön vermiesen. Verbrennungen der Haut sind keine Kleinigkeit und wie bereits erwähnt, Lavendelöl ist gut, um etwas Erleichterung zu bekommen. Bei Erkältungen sollten Sie Bergamotte mit Eukalyptusöl versuchen, es verschafft erstaunliche Erleichterung. Aromatherapie für Männer wird in der Zukunft wahrscheinlich gebräuchlicher sein als heutzutage.

Ich weiß aus persönlicher Erfahrung, nach einem stressigen Tag hat es eine großartige Wirkung auf meine Beziehung zuhause. Ich überstehe Krankheiten besser und sollte meine Haut Schaden erleiden, wenn ich mal draußen spiele, dann bin ich auch da bestens versorgt. Aromatherapie für Männer hat viele Nutzungsmöglichkeiten. Bedenken, es macht Ihr Leben einfacher, wenn es Ihnen schwerfällt, den Stereotyp hinter sich zu lassen. Aromatherapie hat einige Risiken, deshalb müssen Sie sich über die Techniken informieren, die die Ergebnisse liefern, die Sie wollen. Wenn es Sie interessiert, unten steht ein Link zu meiner Webseite mit viel Information über Aromatherapie, und ja, ich bin ein Mann.

# 12.Aromatherapie und Rückenschmerzen

Heutzutage leiden viele Menschen an Schmerzen im unteren Rücken. Die Gründe dafür können eine schlechte Körperhaltung, zu langes Stehen bei der Arbeit oder eine vorhergehende Verletzung sein. Wer an Rückenschmerzen leidet, weiß, dass der Schmerz unerträglich werden kann. Rückenschmerzen können großes Unbehagen verursachen und die Freude am Leben einschränken. Leben mit chronischen Schmerzen kann auch die Gefühle strapazieren und zu Launenhaftigkeit und einer negativen Lebenseinstellung führen. Das beste Mittel ist, Rückenverletzungen von vorneherein zu vermeiden.

Einer der besten Wege, keine Rückenschmerzen zu bekommen ist, Ihr Körpergewicht zu beobachten. Übergewicht kann zu chronischen Rückenschmerzen führen. Wird der Bauchbereich überstrapaziert, wird die Rückenmuskulatur genutzt, um dem Effekt auf die schlaffen Bauchmuskeln entgegenzuwirken. Indem der Bauch geformt und ein gesundes Gewicht beibehalten wird, können Sie Ihren Rücken künftig vor vielen Problemen schützen.

Schwangerschaft ist ein weiterer Grund für Rückenschmerzen. Das wachsende Baby streckt den Bauch der werdenden Mutter, was sich auch auf den Rücken auswirkt. Stellen Sie sich eine schwangere Frau vor, die sich an den unteren Rücken fasst. Manche Frauen haben sogar recht oft Rückenschmerzen während der Schwangerschaft, wenn das Baby auf den Ischiasnerv drückt. Das mag zu quälenden und schwächenden Rückenschmerzen führen, die aber zum Glück nicht dauerhaft sind und verschwinden nachdem das Baby geboren ist.

Es ist wichtig, dass Sie Rückenverletzungen am Arbeitsplatz und Zuhause vermeiden. Das mag bedeuten, dass Sie bei der Arbeit eine Korsettversorgung tragen müssen wenn Sie schwere Dinge heben. Sie sollten auch immer die Knie beugen, wenn Sie etwas hochheben. Viele Leute machen den Fehler, nur die Taille zu beugen, wenn sie etwas Schweres heben, was in verspannten Muskelfasern oder Rückenverletzung enden kann.

Bei Rückenschmerzen sollten Sie einen Termin beim Chiropraktiker oder bei Ihrem Arzt machen. Es ist wichtig, dass Sie Ihre Wirbelsäule pflegen, und wenn Sie eine Verletzung vermuten, sollten Sie das nicht auf die lange Bank schieben. Es kann sein, dass Sie eine Reihe von ärztlich verschriebenen Behandlungen brauchen, daher müssen Sie einen Termin vereinbaren.

Aromatherapie hat einige großartige Vorzüge zum Lindern von Rückenschmerzen. Sie können auch gleichzeitig sanfte Yoga-Streckübungen machen. Sprechen Sie immer zuerst mit Ihrem Chiropraktiker oder Arzt bevor Sie irgendwelche Übungen starten; Yoga ist jedoch sehr gut für die Wirbelsäule, und Ihr Doktor wird es höchstwahrscheinlich empfehlen.

Sie können auch heiße Ölbäder nehmen oder eine Rückenmassage mit warmem Öl. Es gibt viele natürliche ätherische Öle, die helfen werden, den Schmerz zu lindern. Für ein wunderbares heißes, aromatisches und schmerzlinderndes Bad geben Sie 10 Tropfen Eukalyptusöl und 10 Tropfen Pfefferminzöl ins Bad. Entspannen Sie im heißen Badewasser für mindestens 20 Minuten, um von den ganzen therapeutischen Vorzügen zu profitieren. Falls Sie schwanger sind, lesen Sie unbedingt die Sicherheitsangaben auf dem Etikett eines jeden ätherischen Öles, das Sie benutzen.

# 13. Aromatherapie-Kerzen – Die hellere Seite der Kerze

Gewöhnlich werden Kerzen benutzt, um ein dunkles Zimmer zu erhellen, zuhause der Strom weg ist oder noch öfter bei einem Abendessen bei Kerzenlicht. Doch Kerzen können auch anders genutzt werden. Die Einführung von Aromatherapie-Kerzen gab der Verwendung von Kerzen eine neue Perspektive, da Kerzen jetzt als Basis dienen, um Gesundheit, Vitalität und Verjüngung von Körper, Geist und Seele zu erreichen.

Aromatherapie Kerzen bestehen aus Bienenwachs, Wachs aus Sojabohnen oder Pflanzenöl. Auf dem Markt gibt es auch Kerzen aus reinen ätherischen Ölen. Das Beste an Aromatherapie-Kerzen ist, dass sie umweltfreundlich sind, da sie von Pflanzenquellen in der Natur stammen.

Benutzung von Aromatherapie-Kerzen:

• Sie bestimmen die Atmosphäre.
• Sie verbessern das Ambiente in vielen Situationen.
• Sie können in jedem Zimmer im Haus benutzt werden, das sie wunderbar bereichern.

- Sie duften nach ätherischen Ölen oder Kräutern, die dem Körper und Geist Botschaften von Entspannung oder Verjüngung senden.

Aromatherapie-Kerzen gibt es in verschiedenen Stilen, Größen und Düften. Sie können die geeignetste Kerze ganz nach Ihren Bedürfnissen aussuchen. Duftkerzen können jedem Haus Wärme geben sowie ein sauberes, erfrischendes Gefühl. Viele Kerzen duften nach ätherischen Ölen oder Pflanzenölen.

Wenn Sie sich jetzt entschieden haben, eine Aromatherapie-Kerze zu kaufen, lernen Sie, welche Duftsorten es gibt und welche Vorzüge sie haben:

- Weihrauch ist wärmend.
- Pfefferminze ist stark und minzig und kann Wachsamkeit fördern.
- Zitrone ist auch ein starker Duft und kann bei Erschöpfung helfen.
- Jasmin riecht so gut, wie es klingt, und verbreitet Romantik.
- Grapefruit ist ein weiterer Zitrusduft, der die Stimmung heben kann.
- Vanille ist sehr reichhaltig und hilft, Spannung und Irritation zu lösen.

Aromatherapie-Kerzen sind preiswert und Kerzen auf natürlicher Basis. Sie haben viele Vorteile gegenüber Kerzen aus Paraffin. Sojawachs, das am häufigsten bei der Herstellung dieser Kerzen verwendet wird, ist ungiftig, abbaubar und erneuerbar. Sie brennt langsamer und produziert nur wenig Staub und Rauch.

Das Internet macht es allen einfacher, die gewünschten Kerzen zu bekommen, ohne dafür einkaufen gehen zu müssen. Mit nur ein paar Klicks haben Sie Zugang zu einer großen Anzahl an Händlern. Suchen Sie nach Händlern, die reine Aromatherapie Kerzen aus ätherischen Ölen anbieten. Die Kerzen sind der günstigste Weg, Ihre Sinne und Ihren Körper zu entspannen und zu verjüngen.

Wählen Sie die gewünschte Kerze mit Vorsicht; ein wenig Nachforschung kann Ihnen helfen, die Kerze möglichst preiswert zu erhalten.

# 14. Einkaufen für Ihre alternativen medizinischen Bedürfnisse

Aromatherapie ist die Nutzung von ätherischen Ölen und Essenzen als Auszug von Blumen, Kräutern und Bäumen für Gesundheit und Wohlbefinden der Anwender. In den alten Zeiten setzten Könige Menschen tief im Dschungel aus, oft weit weg vom Königreich, damit sie nach Pflanzen mit medizinischen Eigenschaften suchten. Als Könige und Königreiche verloren gingen, ging auch die Ausübung des Pflanzensammelns verloren. Mit dem wiederbelebten Interesse an Kräutern und Aromatherapie untersuchen Wissenschaftler nun Kräuter aus verschiedenen Teilen der Welt. Diese wissenschaftliche Forschung bringt den Menschen die Aromatherapie-Shops.

Ein Aromatherapie-Shop ähnelt einer örtlichen Apotheke, die Medikamente und andere Rezepturen führt. Eine große Anzahl an Kräutern aus der ganzen Welt, in reiner Form sowie gemischt mit mehreren Präparaten gibt es in einem Aromatherapie-Shop.

Der Vorteil eines solchen Shops ist, dass es alle Sorten von Kräutern an einem Platz finden. Viele der Kräuter stammen vom indischen Subkontinent, dem Mittleren Osten, Afrika, usw. dank der Aromatherapie-Shops können auch Kunden in Europa, Amerika, usw. von den Kräutern profitieren. Ätherische Öle, Kräuter, Absolute, ayurvedische Vorbereitungen, Kräutertees und ziemlich viele Aromatherapie-Produkte sind einem Aromatherapie-Shop erhältlich.

Die Qualität der Produkte in diesen Shops erhält viel Aufmerksamkeit. Bestimmte Produkte wie Henna sind am besten und tönen die Haut stark, wenn sie von einer frisch geernteten Pflanze stammt. Durch einen erweiterten Mechanismus, Kräuter und Pflanzen aus aller Welt zu erhalten, sichern diese Shops die frisch geerntete Henna pflanze. State-of-the-Art-Ausrüstung und Verarbeitung werden benutzt, um hochwertige Produkte zu bekommen, in diesem Fall Henna puder und –Paste. Ähnlich wird eine strikte Prozedur befolgt, um die Qualität anderer Aromatherapie-Produkte aufrechtzuerhalten.

Die meisten Shops führen Produkte, deren Qualität zertifiziert ist. Ätherische Öle mit Zertifikat von ECOCERT International sind weltweit anerkannt. ECOCERT International bestätigt, dass die Pflanze oder ein anderer purer Naturstoff organisch geerntet wurden. In England benötigen ätherische Öle ein Zertifikat der Soil Association.

Viele Aromatherapie-Shops haben ihre Shopketten in zahlreichen Städten und oft auch mehreren Ländern eröffnet. Der Shopinhaber ist in der Lage, die Anforderungen ausländischer Kunden zu erfüllen. Außerdem wird es für den Inhaber einfacher, neuere Rezepturen zu testen und der Liste von Aromatherapie-Produkten beizufügen.

Nicht alle Shops können jedoch ihr Geschäft dermaßen erweitern. Eine Geschäftserweiterung über die Grenzen des eigenen Landes hinaus ist oft schwierig und könnte sich wirtschaftlich nicht lohnen. Wie also werden diese Shops den Anforderungen ihrer Kunden gerecht? Ein Online-Shop löst das Problem dieser Shopinhaber. Im Verlauf kann der Aromatherapie-Shop dann seinen Betrieb erweitern.

Ein Online-Shop funktioniert über eine Webseite. Ein Aromatherapie-Shop hat seine individuell gestaltete Webseite. Da eine Website online ist, haben auch Kunden, die weit weg wohnen, Zugang zur Webseite des Shops mit seinen Produkten. Wenn Kunden die

Webseite besuchen, sehen sie die dort angebotenen Artikel und sie können online über die Webseite bestellen. Der Inhaber wird die verlangten Aromatherapie-Artikel dann so schnell wie möglich verschicken.

Die meisten Shops führen die Produkte in vielen Formen und Größen, die den unterschiedlichen Ansprüchen gerecht werden. Teure Öle gibt es in Größen von 2 ml und 4 ml. Die normalen ätherischen Öle gibt es in relativ großen Fläschchen von 5 ml, 10 ml und 15 ml. Die passende Größe und auch die Art des Behälters können im Aromatherapie-Shop bestimmt werden. Diese Shops führen auch Zubehör wie Duftlampen, Aromalampen, ätherische Öle, Zerstäuber, Inhalierer, usw. Dadurch kann der Aromatherapie-Shop der Nachfrage der Kunden nach Aromatherapie-Produkten absolut gerecht werden.

# 15. Aromatherapie-Massageöl – Verleihen Sie Ihrem Leben Leichtigkeit

Ein hektischer Terminplan kann stressig sein, was zu großer Anstrengung und Druck führt. Wenn Sie sich auch in dieser Situation befinden und nach einer Lösung suchen, den Stress zu reduzieren, kann eine Massage mit Massageölen in der Aromatherapie die perfekte Antwort sein, wie man sich entspannt und die Frische wiedererlangt, die sie so lange vermisst haben.

Massage ist ein aktives Gegenmittel für Stress. Auf dem Markt gibt es verschiedene Massageöle, aber wenn Sie das beste und natürlichste wollen, dann ist das Aromatherapie-Massageöl die beste Option.

Die Natur hat die besten Heilmittel. Früher benutzte man natürliche Kräuter, um Krankheit und andere Probleme zu lindern. Doch in den letzte paar Jahrzehnten hat sich das ganze Gebiet verändert, es gab eine rapide Zunahme in der Anwendung von Chemikalien, die sich nachteilig auf den Körper und die Haut vieler Leute ausgewirkt haben.

Doch die Aromatherapie hat einen Durchbruch zum Kern der Probleme geschaffen, die von künstlichen Massageölen hervorgerufen werden. Entspannen Sie und heilen Sie diverse Gelenke mit einer kleinen Ganzkörpermassage mit einem Aromatherapie-Massageöl.

Dieses Massageöl kann vielseitig angewandt werden, hauptsächlich zur Entspannung, Romantik, zum Stressabbau und vieles mehr, ganz nach Ihren Wünschen und Bedürfnissen. Eine einfache Massage mit dem Aromatherapie Massageöl ist ein hilfreicher Heilungsprozess bei Krankheit oder Verletzungen der Muskeln, Bindegewebe, Knochen oder andere Körperteile.

Sie können das passendste Massageöl auswählen, das Ihren Bedürfnissen am meisten gerecht wird. Wenn Ihnen die Entscheidung schwerfällt, das richtige Massageöl auszuwählen, lassen Sie sich von einer professionellen Kosmetikerin beraten, die Sie zum passenden Öl für Ihren Hauttyp führen kann.

Sie können Massageöle in ihre lokalen Shops kaufen. Falls Sie aber nicht hinausgehen und einkaufen wollen: Es gibt eine einfachere und schnellere Möglichkeit – das Internet. Sie können sich verschiedene Verkaufsseiten ansehen, die eine breite Auswahl an Aromatherapie Massageölen anbieten. Sie haben auch den Vorteil, dass sie niedrige Preise für Mengenkäufe haben.

Das Internet mag also der Einkaufsort für Sie sein, sie können die Preise der verschiedenen Verkaufsseiten vergleichen und das passende Massageöl danach aussuchen.

Werden Sie stressfrei auf die natürliche Art mit Aromatherapie Massageöl – es baut Stress ab, indem es die Körperzellen aktiviert und Ihren Körper tunt. Nutzen Sie das Einkaufen im Internet, das Ihnen den zusätzlichen Vorteil bietet, das gewünschte Massageöl bequem zu Hause zu bestellen.

# 16.Die Mischungen – Ein besonderes Geschenk aus dem Schoß der Natur

Die Natur besitzt unterschiedliche, nützliche Ressourcen, die man vielseitig anwenden kann. Und das ist was Aromatherapie am besten kann: Aromatherapie Mischungen sind ein natürlicher Weg, Ihre gesundheitlichen Probleme zu heilen. Aromatherapie benutzt natürliche Extrakte, botanische ätherische Öle von Pflanzen, Blättern, Samen und Blumen als Heilkunst. Aromatherapie-Mischungen erfrischen und entspannen die Haut, während sie gleichzeitig den Geist beruhigen, indem sie einen Sinn von Wohlfühlen induzieren und Frische verstärken.

Eine sensible Aromatherapie-Mischung enthält 100 % natürliche, reine ätherische Öle und liefert klare Vorzüge. Die eingebundenen Öle sollten synergistisch und angenehm genug sein, die Wirkung des Öls zu unterstützen und zu verbessern.

Aromatherapie-Mischungen können in Ölzerstäubern benutzt werden oder einem Basisprodukt wie Massageöl oder Badesalz beigefügt werden. Die feinsten Mischungen ätherischer Öle in hochwertigen Basisölen sind, was Aromatherapie Mischungen ausmacht. Genießen Sie die aufmunternde Kraft ätherischer Öle; erhalten Sie Erleichterung von Krämpfen bei der Menstruation, Kopfschmerzen und Verstopfung durch die Verwendung von Aromatherapie Mischungen.

Hören Sie damit auf, Ihre Haut mit künstlichen Produkten zu verwöhnen, die schädliche Chemikalien enthalten. Aromatherapie Mischungen sind großer Auswahl erhältlich; nutzen Sie sie und geben Sie Ihrer Haut die Gelegenheit, danke zu sagen.

Entspannung, Stressreduzierung, Energetisierung, Heilung Meditation, Erleichterung für die Nebenhöhlen und bei Kopfschmerzen, Zitrusduft, und Romantik sind einige der gut bekannten Aromatherapie Mischungen.

Sie mögen sich jetzt fragen, wie Sie die Aromatherapie Mischung wählen, die Ihre Bedürfnisse und Bestrebungen am besten zufriedenstellen. Sie können da jede Kosmetikerin befragen, die sie besser beraten kann, indem Sie ihren Hauttyp analysiert. Mit dem ständigen Fortschritt in der Technologie können Sie auch eine Online-Kosmetikerin nutzen, die Ihnen nützlichen Rat dabei geben kann, die passenden Aromatherapie Mischungen zu finden.

Auf dem Markt werden Sie verschiedene Sorten von Aromatherapie Mischungen finden. Wenn Sie aber einen einfacheren Weg suchen, die gewünschten Mischungen ohne Stress zu bekommen, ist online die beste Option. Sie brauchen nur ein kleines Formular ausfüllen und bestellen und der Händler wird Ihnen Ihre Bestellung schnell zuschicken. Wenn Sie nach dem besten Deal suchen, denken Sie daran, Kataloge von verschiedenen Händlern zu sammeln. Das wird Ihnen helfen, den Deal zu bekommen, der Ihren Bedingungen und ihrer Geldbörse am meisten gerecht wird.

Es gibt keine bessere Lösung für natürliche Heilung als Aromatherapie Mischungen. Seien Sie sicher, wenn Sie sich dafür entscheiden, die geeignete Basisölverdünnung zu benutzen. Sehen Sie sich einfach ein wenig um, vergleichen Sie die Preisliste und Sie werden bestimmt den besten Deal finden.

# 17.Beleben Sie Ihre Sinne

Die Kunst der Aromatherapie wird seit frühester Zeit praktiziert. Es gibt starke Beweise, die sie mit alten Traditionen verbinden. Obwohl aromatische Öle seit wer weiß wie lange benutzt werden, um unterschiedliche Beschwerden zu behandeln und zu heilen, begannen die offiziellen Studien zu den Eigenschaften erst 1928.

In seiner einfachsten Form ist Aromatherapie die Nutzung ätherischer Pflanzenöle zu therapeutischen Zwecken. Sie erleichtern normalerweise von Stress und einer Vielzahl an stressbedingten Symptomen. Außerdem fördert sie die allgemeine Gesundheit einer Person und belebt Körper und Seele.

Aromatherapie funktioniert, indem es die Geschmacksnervenzellen mit aromatischen Ölen anregt, die dann die Nachricht zum limbischen System im Gehirn weitergeben. Das limbische System ist der Teil des Gehirns, der verantwortlich ist für die Kontrolle der Erinnerung und Emotionen.

Aromatherapie hat ein Einfluss auf die Funktionen der physischen und emotionalen Aspekte der zu behandelnden Person. Physisch gesehen hilft Aromatherapie dabei, spezifische Beschwerden durch Stimulation des Nerven- Immun- und Kreislaufsystems zu erleichtern. Bei Gefühlen jedoch kann sie schöne Erinnerungen auslösen.

In Medizinkreisen stimmt man jedoch nicht überein ob Aromatherapie an sich entscheidend ist für die vollständige Heilung bestimmter Krankheiten. Doch die Idee der Erholung durch Aromatherapie wird durchaus anerkannt.

# 18.Der Duft für Ihre Haut

Düfte spielen eine große Rolle in unserem Leben. Manche Duftstoffe rufen Erinnerungen hervor oder übertragen Empfindungen. Wer hat sich nicht besser gefühlt nach einem Besuch in der Sauna mit Eukalyptus-Aufguss? Oder den Duft einer Blume mit Gefühlen von Ruhe und Frieden verbunden? Aromatherapie zog Nutzen aus dem menschlichen Grundinstinkt, Krankheiten zu behandeln und Gesundheit Hautpflege und Entspannung zu fördern. Es kann als therapeutische Nutzung von ätherischen Ölen definiert werden, als Vorbeugung und/oder Nebenbehandlung von physischen, psychologischen und energetischen Beschwerden.

Die echte Aromatherapie besteht auf der therapeutischen Anwendung von 100 % ätherischen Ölen bei Bädern, Massagen, Kompressen, Diffusionen, innere Anwendung, usw. Vor der Verwendung werden die ätherischen Öle ständig in neutralen Lotionen wie Pflanzenöl, Getreidewasser oder Getreidealkohol. Es erhält die chemischen Eigenschaften und die chemische-physische Aktivität im menschlichen Körper.

Die beliebteste Technik von Aromatherapeuten ist die Massage, denn sie stellt sicher, dass die Öle von der Haut aufgenommen werden und in den Blutstrom gelangen. Diese Methode verdünnt die Essenz zu Basisölen (Jojoba, Avocado, Erdnuss, Soja, Pfirsichkernöl, usw.). Nicht genug betonen kann man dabei die Wichtigkeit, das Öl in die Haut einzureiben. Es sind dabei nicht allein das Öl und seine Inhaltsstoffe, sondern auch die menschliche Berührung, die den Körper wärmt, Stress mildert, entspannt und die Tiefenatmung unterstützt.

Aromatherapie ist bekannt dafür, Wohlbefinden und Stresslinderung zu vermitteln, doch das ist nur einer der Vorteile. Diese Therapie kann Auswirkungen auf die Körperchemie, Gefühle, Verhalten und

Körperfunktion haben. Dabei gibt es eine breite Auswahl an therapeutischen Anwendungen für die Aromatherapie:

- Reduzierung von Schmerz, Entzündungen und Krämpfen;
- Stimulation des Immunsystems, Hormonproduktion und Blutzirkulation;
- Hautinfektionen;
- Heilung bei Atemwegs- und Verdauungsproblemen
- Emotionale Probleme wie Depression und Panik.

# 19. Ist Aromatherapie Mythos oder Realität?

Die Herkunft der Aromatherapie kann in die prähistorische Zeit zurückverfolgt werden, in die Länder des alten Ägyptens, den Fernen Osten und China. Das Konzept zielt auf die ganzheitliche Behandlung des menschlichen Körpers ab, indem es die sehr hilfreichen ätherischen Öle, die von einer Vielfalt an Kräutern und Pflanzen stammen, nutzt.

Ätherische Öle werden normalerweise von den verschiedenen Pflanzenteilen gewonnen, ihnen durch Destillation entzogen und zusammen mit Verdünnern wie Mandelöl, Kokosnussöl usw. angewendet. Der Ölgehalt dieser Pflanzen ist so niedrig, dass eine große Menge an Pflanzenteilen benötigt wird, um ein wenig ätherisches Öl daraus zu gewinnen; z. B. braucht es rund 440 Pfund frischen Lavendel, um magere 2.5 Pfund ätherisches Lavendelöl zu erhalten.

Die Nutzung der ätherischen Öle ist Teil des Lebensstils, und sie sind förderlich für die Gesundheit und das Wohlfühlen der gesamten Familie. Diese Öle sind mittlerweile in verschiedenen Teilen der Welt sehr beliebt. Obwohl die aromatischen Pflanzen, aus denen die ätherischen Öle hergestellt werden, seit Urzeiten bekannt sind und benutzt werden, ist der Begriff Aromatherapie recht neu, aus den frühen 90ern, um genau zu sein. Lassen Sie uns die Nutzung dieser Pflanzen als Duft untersuchen: um die Stimmung zu heben, oder die allgemeine Atmosphäre der Umgebung, und einfach um ein gutes Gefühl zu verbreiten.

Tatsache ist, dass nicht nur die natürlichen Düfte dem o. g. Zweck dienen, sondern auch die künstlichen. Der feine Unterschied liegt jedoch im natürlichsten Duft der Naturöle, die uns ein wunderbares Gefühl geben, wenn wir sie benutzen.

Die Märchen hinter der Aromatherapie, wie z. B. die Behauptung, dass sie die Kraft hat, Krebs zu heilen oder Depression, sind alle mysteriös. Es gab keine beglaubigte oder wissenschaftliche Studie bzgl. dieser Heilkraft, die diese Pflanzen angeblich besitzen. Sogar Heilpraktiker wenden sie nur als ergänzende Therapie an. Aromatherapie gehört zum Zweig der konventionellen Medizin oder Systeme, die keiner ernsthaften Studie oder Untersuchung angehören, die zu einer Standardisierung oder Zertifizierung führen.

Dieser Zweig der Kräuterwissenschaft kann bei verschiedenen Anwendungen genutzt werden, wie die Bereicherung der Schönheit von Haut und Haar, als auch bei dem Einfluss auf die Stimmung und Gefühle, auch bekannt als Aromakologie. Drittens wird gesagt, dass die medizinischen Eigenschaften Krankheiten heilen oder vorbeugen. Jedoch ist die beste Nutzung der Therapie ihre ganzheitlichen Vorzüge für Körper, Geist und Seele.

Zwischen der erfundenen Göttlichkeit, die dieser Kräuterkunde zugeschrieben wird, und der Vernachlässigung des Konzeptes als traditionelle Kultur liegt die Wahrheit dieser wiederbelebten alten Wissenschaft, die effektiv genutzt werden kann, um das Beste aus den Pflanzen zu bekommen; was bisher von der zivilisierten Gesellschaft nicht beachtet wurde.

# 20.Massageöle für die Aromatherapie

Wenn Sie diese Massageöle noch nie ausprobiert haben, schulden Sie sich einen Versuch. Es ist ein einzigartiges Erlebnis. Ob Sie nun eine Massage zur Entspannung wollen, zur Verjüngung oder sogar als Heilung, die Verwendung dieser Massageöle führt die Sinne des Körpers zu neuen Höhen.

Die Anwendung der Aromatherapie hat stetig zugenommen, und das aus gutem Grund. Sie bietet die perfekte Kombination für geistiges und körperliches Wohlbefinden, und es gibt keinen besseren Weg die Vorzüge der Aromatherapie kennenzulernen, als die Düfte der Massageöle zu genießen.

Unsere verschiedenen Körpersinne wirken sich direkt darauf aus, wie wir uns fühlen. Z. B. ist die Nase ein sehr sensibler Körperteil. Ohne die Nase kann man nicht schmecken und riechen. Stellen Sie sich vor, Sie könnten Ihr Lieblingsgericht nicht schmecken. Das ist schrecklich – alles Essen hätte keinen Geschmack! Wie, glauben Sie, würde es Ihr Verhalten den Tag über beeinflussen?

Studien zeigten, dass der Teil des Nervensystems, der die Emotionen kontrolliert, direkt mit der Nase verbunden ist. Ein Mangel der Fähigkeit, zu riechen kann Symptome von Depression zu Angstgefühlen verursachen, und das nur von einem Ihrer Sinne. Mit dem Wissen, wie sehr das Gehirn auf Feedback von den Sinnen angewiesen ist, hat die Idee der Aromatherapie die Szene erobert.

Eine der beliebteren Arten der Aromatherapie ist das Massageöl wegen der vielfältigen Anwendungsarten, um spezifische Probleme anzugehen.

Die Behandlung mit diesen Massageölen unterscheidet sich von anderen Ölen. Ob Sie Entspannung brauchen oder etwas, das Ihnen neuen Schwung gibt, es gibt ein Aroma, das genau dies erfüllt.

Aromatherapie Massage kombiniert zwei ausgezeichnete Methoden, auf die Ihr Körper anspricht, wo auch immer Sie es brauchen. Es gibt so viele Arten und Hersteller dieser Massageöle, dass Sie vor der Benutzung Ihre Hausaufgabe machen sollten. Für die besten Ideen zu einer Behandlung ist es immer gut, einen geprüften Therapeut zu finden und zu bezahlen, um sicherzugehen, dass Sie verstehen, wie die Aromatherapie Massage am besten wirkt. Besonders beim ersten Mal.

Um einige der verschiedenen Öle und Düfte zu erklären, beginnen wir mit dem ätherischen Lavendelöl. Es ist eines der wenigen Öle, das man direkt auf die Haut auftragen kann. Es soll Verbrennungen der Haut lindern. Es muss betont werden, dass diese Öle Sie nicht verletzen sollen; wenn Sie sie aber zum ersten Mal benutzen, dann niemals direkt auf der Haut außer unter sicherer Anleitung. Andere Öle müssen zuvor mit anderen Basisölen verdünnt werden.

Ein Öl, das an Beliebtheit zunimmt, ist das ätherische Ylang Ylang Öl. Ylang Ylang Öle haben ebenfalls einzigartige Eigenschaften. Die tropischen Pflanzen sollen die Kraft haben, die Sinne zu erregen und zu beruhigen. Sie haben auch den Namen Cananga Odorata.

Die Massageöle zu Ihrem Therapieprogramm hinzufügen ist ein Erlebnis, das jeder zumindest einmal probieren sollte. (Vorsicht, es kann abhängig machen.) Die Kombination einer Massage und eines duftenden Zimmers, das Ihre Sinne erweckt, ist das Größte, wenn es um Entspannung und Heilung geht.

## 21.New Age-Marotte oder altes Heilmittel?

Aromatherapie bezieht sich auf die Benutzung ätherischer Öle, die von Pflanzen, Büschen und Bäumen gewonnen werden. Diese ätherischen Öle können für viele Zwecke verwenden: zur Behandlung medizinischer Leiden oder um psychologische

Beschwerden zu mildern. Aromatherapie Öle werden in der Kosmetik benutzt, man kann sie aber auch nur zum Vergnügen anwenden, um die Laune zu verbessern oder Stress zu reduzieren. Die ätherischen Öle der Aromatherapie haben die Kraft, Ihren physischen und mentalen Zustand zu beeinflussen.

Aromatherapie wurde kürzlich als New Age-Marotte Marotte bezeichnet, doch seine Anwendung reicht weit zurück in die Geschichte. New Age hat oft einen schlechten Ruf und schafft daher unglücklicherweise Vorurteile gegen eine Anwendung, die viele mögliche Vorzüge hat.

Die wirksame Nutzung der Aromatherapie verlangt beträchtliches Wissen und Fachkenntnis. Die ätherischen Öle der Aromatherapie können in vielen Situationen angewendet werden. Sie haben sich wirkungsvoll in der Behandlung von ernsten und kleinen Beschwerden. Auch wenn Aromatherapie keine Heilung bringt, kann es doch dafür sorgen, dass die Person sich besser fühlt.

Oft wenden wir Aromatherapie täglich an, ohne es zu bemerken. Wenn wir Düfte aussuchen, Badeöle und Lufterfrischer, wählen wir gewöhnlich was wir gerne mögen oder wir gehen danach, welche Gefühle der Duft in uns auslöst. Der erfrischende Duft eines Pinienwaldes, das angenehme Aroma von Kräutern oder die vielen anderen täglichen Erlebnisse mit den Düften pflanzlicher Substanzen sagen uns, dass wir Aromatherapie tatsächlich auf vielerlei Weise benutzen.

Die Anwendung der Aromatherapie zur Behandlung von körperlichen Beschwerden hat es bereits vor der chemisch-basierenden Medizin gegeben. In der Kräutermedizin werden ätherische Öle seit Hunderten von Jahren benutzt, um Krankheiten vorzubeugen, sowie bei religiösen und öffentlichen Zeremonien. Die bewiesenen Vorteile pflanzen basierender Therapien werden im Vergleich zu künstlichen Ersatzstoffen oft übersehen. Man vergisst schnell, dass viele der üblich benutzten Pharmazeutika ursprünglich von Pflanzen stammen.

Viele bezweifeln auch, dass eine äußere Anwendung innere Wirkung zeigt. Doch die Antwort zu vielen unserer heutigen Krankheiten war schon immer da, gespeichert im Pflanzenleben um uns herum.

Aromatherapie öffnet die Kraft der ätherischen Öle und macht sie zu einem Gewinn für uns.

# 22.Sieben Dinge, die Sie über ätherische Öle wissen sollten

In der Aromatherapie nutzt man ätherische Öle zur Behandlung medizinischer Probleme, Linderung psychologische Beschwerden, für kosmetische Zwecke und um Stress zu reduzieren. Die ätherischen Öle besitzen die Kraft, Ihren physischen und mentalen Zustand zu verbessern.

Die Öle sind Auszüge von lebenden Pflanzen und Bäumen. Werden sie richtig angewandt, können die meisten davon sicher und angenehm zu Hause verwendet werden, und mit vorzüglicher Wirkung. Denken Sie an folgende sieben Dinge, wenn Sie Aromatherapie zu Hause versuchen wollen:

Die meisten ätherischen Öle sollten nie direkt und ohne Verdünnung angewandt werden. Nur Lavendel- und Teebaumöl sind eine Ausnahme dieser Regel.

Ätherische Öle sind entzündbar, seien Sie also besonders vorsichtig in der Nähe von Feuer und Hitzequellen. Wenn Sie eine Duftlampe zur Verbreitung des Öles benutzen, geben sie zuerst Wasser hinein. Das Öl gelangt in die Luft, wenn das Wasser verdunstet.

Ätherische Öle sind nur für äußere Anwendung. Sehr selten kann es sein, dass ein qualifizierter Aromatherapeut ätherische Öle zur

Einnahme verschreibt. Manche davon können sehr giftig sein, wenn sie geschluckt werden. Sogar diejenigen, die eine therapeutische Wirkung haben, wenn sie verdünnt, bei gewissen oralen Anwendungen vorkommen (wie Mundwasser) sollten nicht geschluckt werden.

Alle ätherischen Öle außerhalb der Reichweite von Kindern aufbewahren.

Wenn Sie die Öle während der Schwangerschaft, bei Babys oder Kleinkindern anwenden wollen, suchen Sie bitte erst den Rat eines geschulten, qualifizierten Aromatherapeuten.

Wenn sie ätherische Öle als Teil einer homöopathischen oder pflanzlichen medizinischen Behandlung anwenden, holen Sie sich Rat von Heilpraktikern sowie von einem Aromatherapeuten.

Bei manchen Erkrankungen braucht man einen Arzt, da nicht alle von der Aromatherapie profitieren. Sprechen Sie es immer erst mit ihrem Arzt ab, bevor Sie Erkrankungen mit Aromatherapie behandeln.

Das Befolgen dieser sieben Prinzipien zur sicheren Anwendung der Aromatherapie macht die Erfahrung damit angenehm und vorteilhaft.

# 23.Vorsichtsmaßnahmen

Manche ätherischen Öle wie Kampfer, Thuja und roter Thymian können wegen der hohen Toxizität, die zu einer schlimmen dermalen Reizung führen kann, schädlich für Patienten sein. Ätherische Öle sollten nicht direkt auf die Haut aufgetragen werden, sondern mit einem Trägeröl oder Salbe verdünnt werden. Empfohlen wird auch, vor der Anwendung einen Hauttest zu machen, da manche Leute sehr empfindliche Haut haben oder auch allergische Reaktionen.

Einige Öle, wie Zitronen- und Verbenaöl können, wenn sie der Sonne ausgesetzt werden, Flecken verursachen.

Die „Illustrated Encyclopedia of essential Oils" warnt, dass Schwangere oder Patienten mit Diabetes, Bluthochdruck und Epilepsie mit einigen Ölen nicht massiert werden dürfen. Es wird empfohlen, den Therapeuten über ihren Zustand zu informieren. Ein weiterer Rat ist, ätherische Öle nicht zuhause als Behandlung von ernsten medizinischen oder psychologischen Beschwerden zu benutzen.

# 24. Eigenschaften der Öle

Die Öle haben verschiedene Eigenschaften. Einige der gebräuchlichsten ätherischen Öle sind:

*   Beruhigend – Kamille, Lavendel, Geranie;
*   Erhebend – Ylang Ylang, Muskatellersalbei, Rose, Neroli, Zitrone, Fenchel;
*   Energie verleihend – Rosmarin, Teebaumöl, Lavendel, Weihrauch;
*   Entstauend – Eukalyptus, Pinie, Teebaumöl, Pfefferminz

Obwohl Aromatherapie heutzutage überall auf der Welt Anwendung findet, ist sie in den meisten Ländern immer noch eine ergänzende Medizin. In Frankreich ist Aromatherapie Teil der Allgemeinbildung in medizinischen Fakultäten. Im Laufe der Geschichte wurden medizinische und aromatische Pflanzen zum Reinigen und Parfümieren von Orten benutzt, um böse Geister zu vertreiben, Haut- und andere physische Probleme mittels Infusionen zu behandeln, im Mumifizierungsablauf im Alten Ägypten, und in römischen Bädern.

Laut der National Association for Holistic Aromatherapie (NAHA), eine Organisation, die die Ausübung dieser Methode fördert und unterstützt, gibt es keine Lizenzierung oder Gesetze für Aromatherapie in den USA. NAHA hat festgelegt, dass ein Kurs von mindestens 200 Stunden nötig ist, um als Aromatherapeut arbeiten zu können. Manche Experten verbinden die Ausbildung dieser Technik mit ihrer lizenzierten Arbeit; so ist dies der Fall bei vielen Massagetherapeuten, Akupunkteure, Ärzten und Krankenschwestern.

Rechtliche Hinweise

Dieses Werk ist durch das Urheberrecht geschützt. Zuwiderhandlungen werden straf- und zivilrechtlich verfolgt. Ohne schriftliche Genehmigung des Autors ist jegliche – auch auszugsweise – Vervielfältigung und Verbreitung nicht gestattet, sei es

- in gedruckter Form,
- durch fotomechanische Verfahren,
- auf Bild- und Tonträgern,
- auf Datenträgern aller Art.

Außer für den Eigengebrauch ist untersagt: das elektronische Speichern, insbesondere in Datenbanken, und das Verfügbarmachen für die Öffentlichkeit zum individuellen Abruf, zur Wiedergabe auf Bildschirmen und zum Ausdruck beim jeweiligen Nutzer. Dies schließt auch PO-Cast, Videostream usw. ein. Das Übersetzen in andere Sprachen ist ebenfalls vorbehalten.

© Copyright:
Werner Marko
www.wbe-edition.blogspot.com
2144 Altlichtenwarth

Die Informationen in diesem Werk spiegeln die Sicht des Autors zum Zeitpunkt der Veröffentlichung dar. Bitte beachten Sie, dass sich gerade im Internet die Bedingungen ändern können.

Sämtliche Angaben und Anschriften wurden sorgfältig und nach bestem Wissen und Gewissen ermittelt. Trotzdem kann von Autor und Verlag keine Haftung übernommen werden, da (Wirtschafts-) Daten in dieser schnelllebigen Zeit ständig Veränderungen ausgesetzt sind. Insbesondere muss darauf hingewiesen werden, dass sämtliche Anbieter für ihre Angebote selbst verantwortlich sind. Eine Haftung für fremde Angebote ist ausgeschlossen. Gegebenenfalls ist eine Beratung bei einem jeweiligen Berater angeraten

Sofern wir auf externe Webseiten fremder Dritter verlinken, machen wir uns deren Inhalte nicht zu eigen, und haften somit auch nicht für die sich naturgemäß im Internet ständig ändernden Inhalte von Webseiten fremder Anbieter. Das gilt insbesondere auch für Links auf Softwareprogramme, deren Virenfreiheit wir trotz Überprüfung durch uns vor Aufnahme aufgrund von Updates etc. nicht garantieren können.

Autor und Verlag sind nicht haftbar für Verluste, die durch den Gebrauch dieser Informationen entstehen sollten.